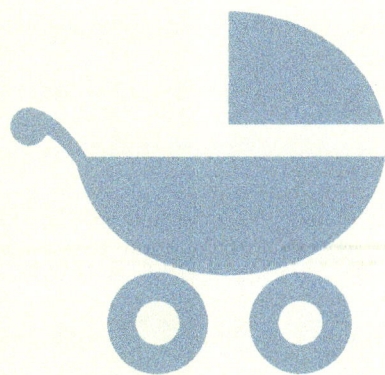

Name

_____

Advice for parents

_____

_____

_____

_____

Wishes for Baby

_____

_____

_____

Name

_____

Advice for parents

_____

_____

_____

Wishes for Baby

_____

_____

_____

Name

_____

Advice for parents

_____

_____

_____

_____

Wishes for Baby

_____

_____

_____

Name

_____

Advice for parents

_____

_____

_____

_____

Wishes for Baby

_____

_____

_____

Name

Advice for parents

Wishes for Baby

Name

Advice for parents

Wishes for Baby

Name

_____

Advice for parents

_____

_____

_____

Wishes for Baby

_____

_____

_____

Name

_____

Advice for parents

_____

_____

_____

_____

Wishes for Baby

_____

_____

_____

_____

Name

_____

Advice for parents

_____

_____

_____

_____

Wishes for Baby

_____

_____

_____

Name

_____

Advice for parents

_____

_____

_____

_____

Wishes for Baby

_____

_____

_____

Name

_____

Advice for parents

_____

_____

_____

_____

Wishes for Baby

_____

_____

_____

Name

_____

Advice for parents

_____

_____

_____

Wishes for Baby

_____

_____

_____

_____

Name

_____

Advice for parents

_____

_____

_____

_____

Wishes for Baby

_____

_____

_____

Name

_____

Advice for parents

_____

_____

_____

_____

Wishes for Baby

_____

_____

_____

Name

_____

Advice for parents

_____

_____

_____

_____

Wishes for Baby

_____

_____

_____

_____

Name

_____

Advice for parents

_____

_____

_____

_____

Wishes for Baby

_____

_____

_____

_____

Name

_____

Advice for parents

_____

_____

_____

_____

Wishes for Baby

_____

_____

_____

_____

Name

_____

Advice for parents

_____

_____

_____

_____

Wishes for Baby

_____

_____

_____

Name

_____

Advice for parents

_____

_____

_____

Wishes for Baby

_____

_____

_____

Name

_____

Advice for parents

_____

_____

_____

_____

Wishes for Baby

_____

_____

_____

Name

_____

Advice for parents

_____

_____

_____

_____

Wishes for Baby

_____

_____

_____

_____

Name

_____

Advice for parents

_____

_____

_____

_____

Wishes for Baby

_____

_____

_____

Name

Advice for parents

Wishes for Baby

Name

_____

Advice for parents

_____

_____

_____

_____

Wishes for Baby

_____

_____

_____

Name

_____

Advice for parents

_____

_____

_____

Wishes for Baby

_____

_____

_____

Name

_____

Advice for parents

_____

_____

_____

_____

Wishes for Baby

_____

_____

_____

Name

_____

Advice for parents

_____

_____

_____

_____

Wishes for Baby

_____

_____

_____

Name

_____

Advice for parents

_____

_____

_____

_____

Wishes for Baby

_____

_____

_____

Name

_____

Advice for parents

_____

_____

_____

_____

Wishes for Baby

_____

_____

_____

Name

_____

Advice for parents

_____

_____

_____

_____

Wishes for Baby

_____

_____

_____

Name

_____

Advice for parents

_____

_____

_____

Wishes for Baby

_____

_____

_____

Name

_____

Advice for parents

_____

_____

_____

_____

Wishes for Baby

_____

_____

_____

_____

Name

_____

Advice for parents

_____

_____

_____

_____

Wishes for Baby

_____

_____

_____

_____

Name

_____

Advice for parents

_____

_____

_____

_____

Wishes for Baby

_____

_____

_____

Name

_____

Advice for parents

_____

_____

_____

_____

Wishes for Baby

_____

_____

_____

Name

_____

Advice for parents

_____

_____

_____

_____

Wishes for Baby

_____

_____

_____

_____

Name

_____

Advice for parents

_____

_____

_____

_____

Wishes for Baby

_____

_____

_____

_____

Name

_____

Advice for parents

_____

_____

_____

_____

Wishes for Baby

_____

_____

_____

Name

_____

Advice for parents

_____

_____

_____

_____

Wishes for Baby

_____

_____

_____

Name

_____

Advice for parents

_____

_____

_____

_____

Wishes for Baby

_____

_____

_____

Name

_____

Advice for parents

_____

_____

_____

_____

Wishes for Baby

_____

_____

_____

Name

_____

Advice for parents

_____

_____

_____

_____

Wishes for Baby

_____

_____

_____

_____

Name

_____

Advice for parents

_____

_____

_____

_____

Wishes for Baby

_____

_____

_____

Name

_____

Advice for parents

_____

_____

_____

Wishes for Baby

_____

_____

_____

Name

_____

Advice for parents

_____

_____

_____

_____

Wishes for Baby

_____

_____

_____

Name

_____

Advice for parents

_____

_____

_____

_____

Wishes for Baby

_____

_____

_____

_____

Name

_____

Advice for parents

_____

_____

_____

_____

Wishes for Baby

_____

_____

_____

_____

Name

_____

Advice for parents

_____

_____

_____

_____

Wishes for Baby

_____

_____

_____

Name

_____

Advice for parents

_____

_____

_____

Wishes for Baby

_____

_____

_____

Name

_____

Advice for parents

_____

_____

_____

Wishes for Baby

_____

_____

_____

_____

Name

_____

Advice for parents

_____

_____

_____

_____

Wishes for Baby

_____

_____

_____

Name

_____

Advice for parents

_____

_____

_____

_____

Wishes for Baby

_____

_____

_____

_____

Name

_____

Advice for parents

_____

_____

_____

Wishes for Baby

_____

_____

_____

Name

_____

Advice for parents

_____

_____

_____

_____

Wishes for Baby

_____

_____

_____

Name

_____

Advice for parents

_____

_____

_____

Wishes for Baby

_____

_____

_____

Name

_____

Advice for parents

_____

_____

_____

Wishes for Baby

_____

_____

_____

Name

_____

Advice for parents

_____

_____

_____

Wishes for Baby

_____

_____

_____

Name

_____

Advice for parents

_____

_____

_____

_____

Wishes for Baby

_____

_____

_____

Name

_____

Advice for parents

_____

_____

_____

Wishes for Baby

_____

_____

_____

Name

_____

Advice for parents

_____

_____

_____

_____

Wishes for Baby

_____

_____

_____

_____

Name

_____

Advice for parents

_____

_____

_____

_____

Wishes for Baby

_____

_____

_____

_____

Name

_____

Advice for parents

_____

_____

_____

_____

Wishes for Baby

_____

_____

_____

Name

_____

Advice for parents

_____

_____

_____

_____

Wishes for Baby

_____

_____

_____

Name

_____

Advice for parents

_____

_____

_____

_____

Wishes for Baby

_____

_____

_____

Name

_____

Advice for parents

_____

_____

_____

_____

Wishes for Baby

_____

_____

_____

Name

_____

Advice for parents

_____

_____

_____

_____

Wishes for Baby

_____

_____

_____

Name

_____

Advice for parents

_____

_____

_____

_____

Wishes for Baby

_____

_____

_____

Name

_____

Advice for parents

_____

_____

_____

_____

Wishes for Baby

_____

_____

_____

Name	Gift

Name	Gift

Name	Gift

Name	Gift

Name	Gift

Name	Gift

Name	Gift

Name	Gift

Name	Gift

Name	Gift

www.ingramcontent.com/pod-product-compliance
Lightning Source LLC
Chambersburg PA
CBHW041606260326
41914CB00012B/1399

* 9 7 8 1 8 3 9 9 0 0 8 8 4 *